BEI GRIN MACHT SICH IHR WISSEN BEZAHLT

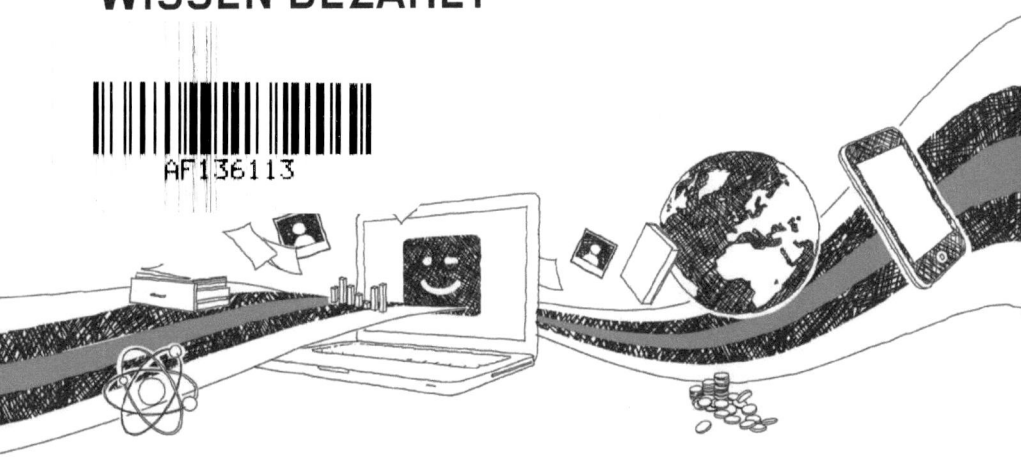

AF136113

- Wir veröffentlichen Ihre Hausarbeit, Bachelor- und Masterarbeit

- Ihr eigenes eBook und Buch - weltweit in allen wichtigen Shops

- Verdienen Sie an jedem Verkauf

Jetzt bei www.GRIN.com hochladen und kostenlos publizieren

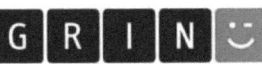

Der programmierte Zelltod. Ein Überblick über die verschiedenen Arten

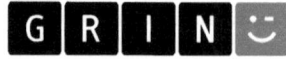

Bibliografische Information der Deutschen Nationalbibliothek:

Die Deutsche Nationalbibliothek verzeichnet diese Publikation in der Deutschen Nationalbibliografie; detaillierte bibliografische Daten sind im Internet über http://dnb.d-nb.de abrufbar.

ISBN: 9783346646828
Dieses Buch ist auch als E-Book erhältlich.

© GRIN Publishing GmbH
Nymphenburger Straße 86
80636 München

Druck und Bindung: Books on Demand GmbH, Norderstedt Germany
Gedruckt auf säurefreiem Papier aus verantwortungsvollen Quellen

Das vorliegende Werk wurde sorgfältig erarbeitet. Dennoch übernehmen Autoren und Verlag für die Richtigkeit von Angaben, Hinweisen, Links und Ratschlägen sowie eventuelle Druckfehler keine Haftung.

Das Buch bei GRIN: https://www.grin.com/document/1221501

BACHELORARBEIT

Titel der Bachelorarbeit

„Ein Überblick über die verschiedenen Arten des programmierten Zelltods"

Inhaltsverzeichnis

Abkürzungsverzeichnis

AIF	Apoptosis inducing factor
APO-1	Apoptosis antigen 1
ATG	Autophagy related gene
Bax	Bcl-2 associated X
BCL	B-cell lymphoma
CD95	Cluster of differentiation 95
CMA	Chaperone mediated autophagy
DAMP	Damp associated molecular patterns
DD	Death domain
DR3/DR6	Death receptor 3/6
HR	Hypersensitivity response
ICD	Immunogenic cell death
LAMP2A	Lysosome associated membrane protein 2A
LC3	1A/1B-light chain 3
MNNG	1-Methyl-3-nitro-1-nitrosguanidin
MOMP	Mitochondrial outer membrane permeabilization
NMDA	N-Methyl-D-Aspartat
PI3K	Phosphoinositid-3-Kinase
PRR	Pattern recognition receptor
TNF	Tumornekrosefaktor
TRAIL	TNF-related apoptosis-inducing ligand
ULK	Unc-51 Like Autophagy Activating Kinase
UNC5C	Uncoordinated 5 homologs
WIPI4	WD repeat domain phosphoinositide-interacting protein 4

1. Einleitung

Die vorliegende Arbeit beschäftigt sich mit den verschiedenen Arten des programmierten Zelltods. Der programmierte Zelltod ist für die Eliminierung von nicht mehr benötigten oder beschädigten Zellen in einem vielzelligen Organismus zuständig. Forscher vermuten, dass im menschlichen Organismus täglich bis zu 86.4 Billionen Zellen sterben. Diese müssen wiederum über Proliferation durch neue Zellen ersetzt werden. Dabei halten sich Proliferation und Elimination die Waage. [1,2,3]

Diese Selbstmordmaschinerie ist unabdingbar für unseren Organismus. Sie spielt eine wichtige Rolle in der Entwicklung und ist essenziell für die Morphogenese sowie die sexuelle Differenzierung und trägt zur Entstehung des Immun – und Nervensystems bei. Im adulten Organismus ist der programmierte Zelltod vorrangig an der Gewebshomöostase, durch die Eliminierung unbrauchbarer und abnormaler Zellen, sowie am Schutz des Körpers vor Infektionen beteiligt. Auch in Pflanzen konnte der Zelltod nachgewiesen werden, und dient dabei vor allem der Entwicklung und dem Schutz der Pflanze vor Pathogenen. [4]

Ein gestörter Zelltod kann bei Tumorerkrankungen sowie bei degenerativen (insbesondere neurodegenerativen) Erkrankungen, wie etwa Morbus Parkinson oder Morbus Alzheimer, beobachtet werden. [1,4] Dabei kann die Hemmung oder die Verstärkung des jeweiligen Zelltodtyps die Pathogenese fördern.

Eine wesentliche Rolle bei der Aufdeckung der Mechanismen des programmierten Zelltods spielte ein bedeutender Modellorganismus der Entwicklungsbiologie: Der Fadenwurm (Nematode) *Caenorhabditis elegans* (kurz: *C. elegans*). Durch seine Transparenz ist eine präzise Verfolgung der Zellgenealogie möglich. Er besitzt beinahe genauso viele Gene wie das menschliche Genom. [2]

Der Gegenspieler des programmierten Zelltods ist die Nekrose (auch plötzlicher Zelltod genannt). Diese läuft - im Unterschied zum physiologischen Zelltod - ohne eine molekulare Maschinerie ab, und wird ausgelöst durch traumatische Ereignisse physikalischer, chemischer oder mechanischer Natur; wie etwa hoher Druck, extreme pH-Variationen oder Scherkräfte. [1,5] Spezifische Typen des programmierten Zelltods sind Nekrose-ähnlich und haben ebenso eine entzündliche Reaktion zur Folge.

Diese Arbeit orientiert sich primär an der Klassifizierung im *World Academy of Sciences Journal* erschienenen Artikel *Multiple cell death modalities and their key features* nach Yan et al. (2020). Sie ist beschränkt auf die biochemischen und molekularen Mechanismen des programmierten Zelltods sowie deren Rolle im pathologischen Milieu. Zudem wird der programmierte Zelltod in Pflanzen erläutert.

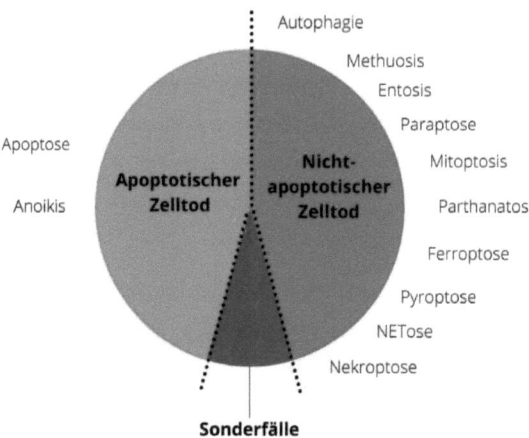

Abbildung 1: Klassifizierung der verschiedenen Zelltodtypen (In Anlehnung an Yan et al., 2020). Diese Grafik dient der Veranschaulichung und repräsentiert nicht den prozentualen Anteil der verschiedenen Klassen in einem tierischen Organismus.

2. Apoptotischer Zelltod

2.1. Apoptose

Der Begriff *Apoptose* leitet sich vom griechischen Wort *apoptosis* ab, und bedeutet Laubfall oder Blütenwelke. Die Apoptose stellt den häufigsten Phänotyp des programmierten Zelltods dar, und wird daher oft als Synonym für diesen eingesetzt; wobei nach heutigem Wissensstand davon abgeraten wird. [2,4]

Die Apoptose beginnt mit der Kondensation des Chromatins, die mit einer Schrumpfung des Zellkerns einhergeht. Darauffolgend kommt es zu einer Blasenbildung der Plasmamembran (*blebbing*), zur Fragmentierung des Zellkerns und abschließend zur Fragmentierung der gesamten Zelle in apoptotische Partikel. Diese Partikel werden dann über naheliegende Makrophagen und Granulozyten phagozytiert und verdaut. Aus diesem Grund findet keine Entzündungsreaktion, wie etwa bei der Nekrose, statt. [1]

Die Vermittlung der Apoptose läuft über eine Familie von proteolytischen Enzymen ab, die *Caspasen* genannt werden. Dabei handelt es sich um Cysteinyl-Aspartyl-Proteasen. Beim Menschen wurden bereits mehr als 10 Mitglieder dieser Familie erforscht. Die Caspasen enthalten in ihrem aktiven Zentrum einen Cysteinylrest; ihre Proteinsubstrate spalten sie hinter den Aspartylresten. Sie werden über limitierte Proteolyse oder auch durch Dimerisierung und Multimerisierung über Adapterproteine aktiviert. [1]

Die Apoptose kann über zwei unterschiedliche Signalwege in Gang gesetzt werden. Zum einen über den extrinsischen Signalweg, der rezeptorabhängig ist, zum anderen über den intrinsischen Signalweg, bei dem die Mitochondrien eine wichtige Rolle spielen. [1]

2.1.1. Der extrinsische Signalweg

Die extrinsische Apoptose wird durch extrazelluläre Signale über (1) Todesrezeptoren oder auch (2) Abhängigkeitsrezeptoren induziert. [5]

Todesrezeptoren gehören zur Gruppe der Tumornekrosefaktor (TNF) - Rezeptoren, die auf der Oberfläche vieler Zellen zu finden sind. Bekannte Vertreter sind z.b. der Fas-Rezeptor (auch CD95 oder APO-1 genannt), TNF-R1 (*TNF receptor 1*), TRAIL (*TNF-related-apoptosis-inducing ligand*) – Rezeptoren (R1 und R2), DR3 und DR6. Zu ihren Liganden zählen unter anderem TNF, FasL und TRAIL, die primär von Zellen des Immunsystems ausgeschüttet werden. Sie besitzen eine konservierte Protein-Protein-Interaktionsdomäne, die auch als Todesdomäne (*death domain, DD*) bezeichnet wird, da diese für die Induktion der Apoptose ausschlaggebend ist. Deren Aktivierung hängt von der Bindung des jeweiligen Liganden ab. Todesrezeptoren, wie CD95 oder auch TRAIL-R1/-R2, sind homotrimerisch aufgebaut. Bei Bindung des entsprechenden Liganden werden Adapterproteine rekrutiert, die an die DD des Rezeptors binden und einen DISC (*death inducing signaling complex*), was einen Multiproteinkomplex darstellt, bilden. Die Zusammensetzung des DISC variiert zwischen den Rezeptoren. TRAIL-R1/R2 sowie CD95 binden zunächst FADD (*Fas associated death domain containing protein*). Über dieses werden dann die Procaspasen 8 beziehungsweise 10 rekrutiert, die mittels ihrer DED (*death effector domain*) and die DD des Adapterproteins andocken. Durch Dimerisierung und anschließende autokatalytische Spaltung kommt es zur Reifung der Caspasen. In dieser Form können sie dann die Effektorcaspasen-3,-6 und -7 spalten und folglich aktivieren. Diese können dann lebenswichtige zelluläre Proteine, wie das Retinoblastomprotein, Aktin, Lamin und Proteinkinasen, eliminieren. [1,5,8,9]

Abhängigkeitsrezeptoren (dependence receptors) übermitteln bei Abwesenheit ihres Liganden ein apoptotisches Signal. Ist der Ligand hingegen präsent, senden diese ein positives Signal für Differenzierung, Migration oder Überleben. Zu ihren Vertretern zählen DCC (deleted in colorectal carcinoma), UNC5H (uncoordinated 5 homologs), neogenin, p75[NTR] (p75 neurotrophin receptor), RET (rearranged during transfection), TrkC (tyrosine kinase receptor C), Ptc (patched), EphA4 (ephrin type A receptor 4), ALK (anaplastic lymphoma kinase), MET sowie einige Integrine. Abhängigkeitsrezeptoren sind in diverse pathophysiologische Vorgänge involviert. Sie verfügen unter anderem über robuste onkosuppressive Eigenschaften. Dementsprechend sind neoplastische Zellen in der Lage, diese durch (1) Überexpression entsprechender Liganden, wie NTN1 (Netrin 1) (2) Inaktivierung oder Downregulation spezifischer Abhängigkeitsrezeptoren, wie DCC und UNC5C oder (3)

4

Stilllegung von Signaltransduktoren, die an der Signalkaskade am Rezeptor beteiligt sind, wie DAPK1 *(death associated protein kinase 1)*, zu umgehen. [5,7]

Von klinischer Bedeutung ist die extrinsische Apoptose in der Onkologie. Dabei sind TRAIL-R1 und R2 ein beliebtes Target, denn ihr Ligand TRAIL induziert in vielen Tumorzelllinien ein apoptotisches Signal. Derzeit werden verschieden Antikörper, die auf TRAIL-R1/R2 abzielen, in klinischen Studien getestet; dazu zählen etwa Mapatumumab und Lexutumumab. Jedoch sind diese bisher nicht bis über die Klinische Phase II gekommen. [8]

2.1.2. Der intrinsische Signalweg

Der intrinsische Signalweg spielt sich über die Mitochondrien ab. Dieser wird durch Mangel an Wachstumsfaktoren, irreparablen DNA-Schäden, ER-Stress, Überladung an Sauerstoffradikalen (ROS), Hitzeschock, Hypoxie, Einwirkung von Glucocorticoiden oder mitotische Defekte ausgelöst. [2,5]

Maßgeblich für den intrinsischen Apoptoseweg sind Proteine der Familie Bcl *(B-cell-lymphoma)* – 2. Diese können pro- oder anti-apoptotisch sein. Zu den pro-apoptotischen Proteinen zählen Bax *(BCL-2 associated X)*, Bak *(BCL2 antagonist/killer)* und Bok *(BCL-2 related ovarian killer)*. Ein bekannter Induktor des intrinsischen Signalwegs ist der Tumorsuppressor p53. Dieser öffnet nach DNA-Schädigung ein Zeitfenster in der G_1-Phase, in dem Reparaturen durchgeführt werden können. Bei irreparablen Schäden, z.B. durch ionisierende Bestrahlung, kann p53 die Zelle in die Apoptose schicken. Dies wird eingeleitet durch die Exprimierung eines Bax - Proteins, welches für die Freisetzung von *Cytochrom C* und weiteren mitochondrialen Proteinen, wie AIF *(apoptosis-inducing factor)*, Endonuklease G, Smac/DIABLO *(second mitochondria-derived activator of caspase/direct IAP-binding protein with low PI)* und Serinprotease Omi/HtrA2 *(high-temperature requirement protein A2)*, aus dem mitochondrialen Intermembranraum in das Cytosol zuständig ist. Dafür erhöht es die Permeabilität der äußeren Mitochondrienmembran *(MOMP)* über die Bildung eines Kanals. Das freigesetzte Cytochrom C verbindet sich dann mit Apaf *(apoptosis protease-activating factor)* -1 nach Bindung zweier Procaspasen-9 zum *Apoptosom*. Durch autokatalytische Spaltung entsteht die aktive Caspase-9, die dann wiederum Effektorcaspase-3 aktiviert. Diese leitet dann den programmierten Zelltod ein. [2,10]

Die Begleitproteine, die gemeinsam mit Cytochrom C in das Cytosol freigesetzt werden, verfügen ebenfalls über wichtige Funktionen. AIF und Endonuklease G können einen Caspase-unabhängigen Zelltod einleiten, indem sie die Kondensation des Chromatins induzieren. Zudem hat AIF überlebensfördernde Eigenschaften. Smac/DIABLO und Omi/HtrA2 ermöglichen einen alternativen Weg der Caspase-Aktivierung. Dies gelingt ihnen über die Antagonisierung von IAP (*Inhibitor of Apoptosis*) – Proteinen. [10]

Eine Überexpression von anti-apoptotischen Proteinen der BCL-2 Familie konnte in aggressiven Tumoren und bei Chemoresistenz beobachtet werden. Die Inhibition dieser über siRNAs (*small interfering RNAs*) stellte sich als förderlich für Tumorregression heraus. Ein solcher Inhibitor ist Oblimersen Sodium (G3139, Genasense), welcher an verschiedenen Tumorentitäten getestet wurde. Als Monotherapie zeigte dieser keine Effektivität, jedoch als Kombinationstherapie mit spezifischen Chemotherapeutika konnten zum Teil Remissionen verzeichnet werden. [10,11]

2.2. Anoikis

Anoikis (griechisch für: „*heimatlos*") gleicht der Apoptose in ihrer Morphologie sowie im Signalweg. Der Unterschied liegt in der Aktivierung: Anoikis wird eingeleitet, wenn sich Zellen von der extrazellulären Matrix (*ECM*) bzw. sich von benachbarten Zellen lösen. Dieser Mechanismus wurde erstmals 1994 von Forschern um Steven M. Frisch in epithelialen Zellen beobachtet. Anoikis ist dafür zuständig, die Zellen, die sich lösen, vor einer Translokation in ektopische Bereiche zu eliminieren. Gelingt dies nicht, kann abnormales Wachstum in besagter Umgebung induziert werden. [6,12]

Anoikis kann sowohl den intrinsischen als auch den extrinsischen Apoptoseweg einschlagen. Zudem kann ein Caspase-unabhängiger Zelltod über das mitochondriale Protein Bit1 ins Rollen gebracht werden. [12,13]

Eine wichtige Rolle spielt dabei das E-Cadherin; ein calciumabhängiges Zelladhäsionsmolekül, was in epithelialen Zellen exprimiert wird. Dieses interagiert mit ß-Catenin, um die Transkription von Genen, die eine Anoikis-Resistenz fördern, zu unterdrücken. Der funktionelle Verlust des E-Cadherin führt zu einer erhöhten Plastizität von Krebszellen, jedoch nicht zum Krebs selbst. [12,13]

3. Nicht-apoptotischer Zelltod

3.1. Autophagie

Der Begriff *Autophagie* (griechisch für: *„sich selbst verzehrend"*) beschreibt einen zellulären Prozess, bei dem die zelleigenen Bestandteile von fehlgefalteten Proteinen, Lipiden bis hin zu ganzen Organellen abgebaut werden. Dabei wird der Zellabfall zur Verwertung zu den Lysosomen verfrachtet. Somit kann die Autophagie als eine Recyclingmaschinerie der Zelle verstanden werden. Sie kommt nur in eukaryontischen Organismen vor und wird u.a. durch Fasten, aufgrund eines Mangels an Aminosäuren oder Glucose, in Gang gesetzt. Die Autophagie kann selektiv oder nicht-selektiv sein. Der Großteil des Wissens wurde durch Studien an Hefen, wie den *Saccharomyces cerevisiae,* gewonnen. [14,15,16]

Fehlfunktionen im autophagischen Apparat stehen im Verdacht diverse Krankheiten (insbesondere neurodegenerative) zu fördern. Zudem scheint dieser eine wesentliche Rolle im Alterungsprozess zu spielen. Indem die Autophagie hochgefahren wird (z.B. durch Fasten), werden die Zellen durch konstante Aufräumarbeiten in Schuss gehalten, was lebensverlängernde Effekte zur Folge hat. [15,16]

Die Autophagie ist morphologisch gekennzeichnet durch das Auftreten großer intrazellulärer Vesikel, Blasenbildung der Plasmamembran (*blebbing*), vergrößerte Organellen und Depletion von cytoplasmatischen Organellen ohne Chromatinkondensation. [6]

Zu den Formen der Autophagie zählen (1) Makroautophagie, (2) Mikroautophagie und (3) Chaperon-vermittelte Autophagie. [6]

3.1.1. Makroautophagie

Die *Makroautophagie* ist die am besten erforschte Form der Autophagie. Bei dieser Form der Autophagie nehmen doppelmembranige Vesikel (die sogenannten *Autophagosomen*) die autophagische Fracht auf und transportieren diese zu den Lysosomen. Eine wichtige Rolle spielen dabei die ATG (*autophagy-related gene*) – Proteinkomplexe, welche an der Autophagosom-Formation beteiligt sind. Der Prozess läuft in fünf Schritten ab: Initiation, Nukleation, Membranexpansion, Verschluss und Fusion. Daran wirken verschiedene Einheiten mit: der Atg1/ULK -Komplex, der PI3K-Komplex, der Atg2-Atg18/WIPI4-Komplex, die Atg9-Vesikel, die Atg12 - und Atg8/LC3 – Konjugationssysteme (als Ganzes die „core autophagy machinery"). Altersbedingte sowie neurodegenerative Erkrankungen scheinen mitunter durch Mutationen oder Störungen an ATG-Proteinen verursacht zu werden. [14,16,17,18]

3.1.2. Mikroautophagie

Im Prozess der *Mikroautophagie* gelangt die Fracht direkt durch Membraneinstülpungen in die Lysosomen. Die Mikroautophagie ist dabei abhängig von sogenannten ESCRTs (*endosomal sorting complexes required for transport*). Die Aktivierung wird durch Fasten bzw. Nahrungsmangel angestoßen, was die Inhibierung von TOR (*Target of Rapamycin*) - Kinase zur Folge hat. Dies führt zur Dephosphorylierung einer ESCRT-Komponente, die über Umwege in der Initiation der Mikrophagie endet. [15,18]

3.1.3. Chaperon-vermittelte Autophagie

Bei der *Chaperon-vermittelten Autophagie* (CMA) werden spezifische Proteine mit KFERQ-Sequenz (Lys-Phe-Glu-Arg-Gln) von Chaperonproteinen vom Typ HSC70 (*Heat shock cognate 70*) erkannt und folglich zu den Lysosomen zum Abbau gebracht. Somit kann von einer selektiven Autophagie gesprochen werden. Etwa 40% der Proteine in Säugetieren sind mit einer KFERQ-Sequenz versehen. LAMP2A (*lysosome-associated membrane protein 2A*) ist eine lysosomale Komponente, die für CMA notwendig ist. Diese transportiert die spezifischen Proteine durch die lysosomale Membran. Dabei bindet das HSC70 mit seinem Substrat an den cytosolischen Schwanz des LAMP2A. CMA ist somit von der Anwesenheit des HSC70 sowie von LAMP2A-Rezeptoren auf der lysosomalen Membran abhängig. Sie wird u.a. durch Nahrungsmangel, oxidativen Stress, Hypoxie und Strahlung hochreguliert. Ihre Hauptaufgaben sind die Erhaltung der zellulären Qualität durch den Abbau von nicht funktionsfähigen Proteinen und die Verwertung von Aminosäuren, um den Energiehaushalt in der Zelle auf einem konstanten Level zu halten. CMA konnte bisher in verschiedenen Organen detektiert werden; dazu zählen Leber, Niere, Gehirn und Milz. [15,19]

3.2. Entosis

Entosis (griechisch für *„innen/innerhalb")* ist ein Phänomen, bei dem eine lebensfähige Zelle in eine andere Zelle des gleichen Typs einwandert. Der Begriff wurde erstmals 2007 von Overholtzer *et al.* definiert. Entosis kommt vor allem in epithelialen Zellen und epithelialen Tumoren vor und wird durch *Anoikis (s. 2.2.)* gefördert. Es entstehen typische Zell-in-Zell-Strukturen. Dabei können beide Zellen eliminiert werden, oder jeweils die aufgenommene Zelle bzw. die Wirtszelle. Jedoch kann sich die aufgenommene Zelle auch in der Wirtszelle vermehren oder diese wieder verlassen, ohne einen Schaden davonzutragen. Letztere Mechanismen könnten eine wesentliche Rolle bei der Prognose von spezifischen Krebserkrankungen spielen. [20,21]

Der Prozess der Entosis beginnt mit dem Andocken einer losgelösten Zelle an eine benachbarte Zelle unter Rho-Aktivierung. Daraufhin werden zwischen den beiden Zellen Adhäsionsverbindungen ausgebildet, wobei die charakteristische CIC (*cell-in-cell*) -Struktur entsteht. Folglich kommt es zu einer Akkumulation von E-Cadherin und ß-Catenin sowie Actomyosin auf der Zelloberfläche. Daran sind RHOA (*Ras homolog family member A*), ROCK1/2 (*Rho associated coiled-coil protein kinase*) und DIAPH1 (*diaphanous related formin 1*) beteiligt. Die Invasion der Zelle wird durch Aktin vorangetrieben und mittels MRTF (*myocardin-related transcription factor*), SRF (*serum response factor*) und Ezrin reguliert. Die aufgenommene Zelle ist dann in der Wirtszelle von einer Doppelmembran mit einem ausgedehnten Intermembranraum umgeben. Bei der Phagozytose hingegen zeigt sich nur ein schmaler Spalt zwischen den Membranen, wodurch eine morphologische Unterscheidung möglich ist. [20]

Entosis ist ein kompetitiver Mechanismus. Zellen, die bei Glucose-Mangel eine niedrigere AMPK (*5´ AMP-activated protein kinase*) – Aktivität aufwiesen (und somit metabolisch ineffizienter waren), wurden von Zellen mit höherer AMPK-Aktivität (und höherer metabolischer Effizienz) internalisiert und somit zur Rettung der „stärkeren" Zellen geopfert. [20]

Entosis scheint an Tumorsuppression sowie an Tumorprogression beteiligt zu sein. Einerseits können entotische Krebszellen eliminiert werden, andererseits bietet die Entosis eine Fluchtmöglichkeit für maligne Zellen. So können Zellen, die sich vor externen Faktoren wie Chemotherapeutika, Antikörpern oder zytotoxischen Zellen schützen wollen, kurzfristig aufgenommen werden und folglich überleben. Somit ist bei einer höheren Entosis-Rate eine Progression wahrscheinlicher. [20]

3.3. Methuosis

Methuosis gehört zur Gruppe der Nekrose-verwandten, nicht-apoptotischen Zelltodtypen, bei denen es zu einer Zellschwellung mit Zellruptur kommt. Diese Art des programmierten Zelltods wurde erstmals in malignen Gliom- und Magenkrebszellinien beobachtet. Morphologisch ist Methuosis gekennzeichnet durch das Auftreten massiver mit wasser-gefüllter Vakuolen, die sich von Makropinosomen ableiten und von nur einer Membran umgeben sind (*Vgl. Autophagosom, s. 3.1.1.*). Der Mechanismus beginnt mit der Aktivierung eines Ras (*Rat sarcoma*) - GTPase-Signalwegs, der wiederum die Aktivierung von Rac1 (*Ras-related C3 botulinum toxin substrate 1*) - GTPase zur Folge hat. Das Rac1 induziert die Bildung von Makropinosomen und inhibiert über das Adapterprotein GIT1 den Abbau dieser, wodurch es zu einer Akkumulation von Makropinosomen in der Zelle kommt. Diese schließen sich dann zu großen Vakuolen zusammen, die nicht mehr über die Lysosomen abgebaut werden können und folglich platzen. [6,22]

Chalkone und deren Derivate fördern Methuosis durch Störung des vesikulären Transports sowie durch Procathepsin Verarbeitung. Das Krebsmittel Silmitasertib induziert Methuosis spezifisch in Cholangio - und Kolorektalkarzinomen. [22]

3.4. Paraptose

Paraptose ist morphologisch gekennzeichnet durch die umfangreiche cytoplasmatische Vakuolisierung, die entweder vom ER oder den Mitochondrien ausgeht. Die Aktivierung kann über IGFR-1 (*insulin-like growth factor 1 receptor*) erfolgen und ist abhängig von MAPKs (*mitogen-activated protein kinases*) wie JNK1 (*c-Jun N-terminal protein kinase 1*), p38 und MEK-2 (*mitogen-activated protein kinase 2*). Paraptose scheint an der Bildung von reaktiven Sauerstoffspezies (ROS) beteiligt zu sein sowie an der Akkumulation fehlgefalteter Proteine im ER und einem Ca^{2+}-Überschuss in den Mitochondrien, was in einer Dilatation genannter Organellen resultiert. Der molekulare Mechanismus ist jedoch noch nicht vollständig erforscht. (6,23)

Paraptose spielt eine Rolle in der neuronalen Entwicklung und konnte in verschiedenen neurodegenerativen sowie retinalen Erkrankungen nachgewiesen werden. Diverse biogene Stoffe lösen den paraptotischen Signalweg in Krebszellen aus; zu diesen zählen u.a. Taxol, Cyclosporin A, Curcumin, Tocotrienole und Hesperidin. [23]

3.5. Mitoptosis

Der Begriff *Mitoptosis* wurde erstmals 1999 von Skulachev V.P. definiert, um den programmierten Tod von Mitochondrien in lebenden Zellen zu beschreiben. Dabei können die Mitochondrien von der Zelle freigegeben oder im Cytoplasma zerstört werden. Der Mechanismus beginnt mit dem Abfall des Membranpotentials mit einhergehender Unterbrechung der ATP-Synthese aufgrund eines Stressors. Dies löst ein Signal für Reparatur oder Elimination des Mitochondriums in der Zelle aus. Das Mitochondrium wird daraufhin entweder in Form eines Autophagosoms zerstört (*selektive Autophagie*) oder durch Spaltung zu mitotischen Körpern aus der Zelle freigesetzt. Mitoptosis beschreibt keinen selbständigen Zelltodweg, sondern verschiedene Signalwege, die zu einer spezifischen Elimination von Mitochondrien führen. [6,24]

Die genauen Mechanismen sind weitestgehend unverstanden. Ein möglicher Signalweg wäre die MOMP-Induktion, die durch BAX/BAK angefeuert wird und in der Freisetzung von TIMM8a/DPP (*translocase of inner mitochondrial membrane 8a*) endet. DPP bindet daraufhin an das cytoplasmatische DRP1 (*dynamin-related protein 1*), was die mitochondriale Aufspaltung und schlussendlich die Mitoptosis induziert. (6,24)

3.6. Parthanatos

Parthanatos ist ein Mitochondrien-gekoppelter und Caspase-unabhängiger Zelltod, der durch Überaktivierung von PARP-1 *(poly(ADP-ribose) polymerase)* gekennzeichnet ist. Der Begriff setzt sich aus zwei Wörtern zusammen und bedeutet *Tod durch PAR* (*Par* steht für das PAR-Polymer, *thanatos* aus dem Griechischen für Tod). [6,25]

PARP ist ein nukleäres Enzym, das eine wichtige Rolle bei der Erhaltung der zellulären Homöostase spielt. Es ist mitunter an der Reparatur von DNA-Schäden beteiligt. Dabei detektiert das PARP den DNA-Strangbruch und rekrutiert NAD^+, um PAR-Polymere zu synthetisieren. Diese modifizieren dann spezifische Proteine, die für die Reparatur notwendig sind. Diverse PARP-Inhibitoren werden bereits in der Onkologie verwendet, um DNA-Reparaturen von Krebszellen zu unterbinden. [25]

Der parthanatotische Mechanismus lässt sich grob in vier Schritte unterteilen: (1) PARP-1 Überaktivierung, (2) PAR-Bindung an AIF, (3) AIF-Freisetzung sowie Translokation des MIF *(migration inhibitory factor)* /AIF-Komplexes und (4) DNA-Fragmentierung durch MIF. Die PARP-1 Überaktivierung kann durch massive Schäden an der DNA durch intrinsische oder extrinsische Stimuli, wie Hypoxie, Entzündungen oder Ischämie, induziert werden und resultiert in einer exzessiven Synthese von PAR-Polymeren. Diese wandern dann vom Nukleus in das Cytosol, um an AIF auf der äußeren Membran der Mitochondrien zu binden. Daraufhin wird AIF in das Cytosol freigesetzt, wo es mit MIF interagiert. MIF wird dann in den Nukleus transportiert, um dort die DNA-Fragmentierung mittels seiner 3´Exonuklease - und Endonuklease-Aktivität zu vollziehen. Um Parthanatos zu unterbinden, könnte man die Interaktion zwischen AIF und MIF inhibieren. [6,25]

Parthanatos ist an diversen Krankheiten beteiligt; darunter kardiovaskuläre und renale Erkrankungen, Diabetes, zerebrale Ischämie und allen voran Neurodegeneration. Der parthanatotische Zelltod scheint in Nervenzellen die wichtigste Rolle zu spielen. Reaktive Sauerstoff – und Stickstoffspezies wie MNNG oder NMDA lösten Parthanatos gezielt in Neuronen aus. Zudem konnte in Maus-Modellen mit Morbus Parkinson, fokaler zerebraler Ischämie und Schlaganfällen Parthanatos nachgewiesen werden; was eine Spielfläche für die Entwicklung neuer Therapien bietet. [5,25,26]

3.7. Ferroptose

Ferroptose ist ein Eisen-abhängiger Zelltod, der mit einer Ansammlung von Lipidperoxiden in der Zelle einhergeht. Morphologisch ist der Mechanismus gekennzeichnet durch verkleinerte Mitochondrien mit einer aufgebrochenen äußeren Membran. [22]

Kommt es zu einer Akkumulation von Fe^{3+}, wird Ferroptose eingeleitet. Dabei wird das überschüssige Eisen mittels Transferrin zu TFR1 (*transferrin receptor 1*) gebracht, wo dieses dann in die Zelle transportiert und zu Fe^{2+} reduziert wird. Dieser Prozess generiert dann Hydroxyl-Radikale, die wiederum Lipidperoxide durch Störung der Lipidmembran hervorbringen. Das freie Eisen reagiert dann über die Fenton-Reaktion mit den Lipidperoxiden und bildet ROS. Übermäßige ROS in der Zelle führen schlussendlich zum Zelltod. [6,22]

Ferroptose kann selektiv über GPX4 (*glutathione peroxidase 4*) inhibiert werden. Das x_c-System (ein Cystein/Glutamat-Antiporter, der für die Glutathion-Produktion sowie für den oxidativen Schutz essenziell ist) transportiert unter normalen Umständen extrazelluläres Cystin in die Zelle, wo dieses dann für die Glutathion (*GSH*) - Synthese zu Cystein umgebaut wird. GPX4 katalysiert dann die Reaktion, bei der GSH die Lipidperoxide zu Lipidalkoholen reduziert. So kann die Depletion von GSH oder die Inaktivierung von GPX4 zu einer Ansammlung von Lipidperoxiden in der Zelle führen. Weitere Inhibitoren sind Antioxidantien wie Ferrostatin-1 und Liproxstatin-1 sowie Vitamin E und Coenzym Q_{10}. [5,6,22]

Spezifische Proteine sind am ferroptotischen Mechanismus beteiligt. Dazu zählt u.a. Beclin-1. Dieses induziert Ferroptose über die Inhibierung des x_c-Systems und wird aktiviert über die Phosphorylierung durch AMPK (*5´AMP-activated protein kinase*). Weitere Induktoren sind u.a. Erastin, der Tyrosinkinase-Hemmer Sorafenib und Altretamin, die vorrangig als Krebstherapeutika eingesetzt werden. [5,22,27]

Ferroptose kann per se Organschäden hervorrufen und auch indirekt als Tumorsuppressor agieren. Ferroptose soll primär ischämische Organschäden mitverursachen. So wurde am Mausherzmodell mit Ischämie nachgewiesen, dass die Inhibition von Ferroptose mittels Eisenchelatoren oder Glutaminase-2-Inhibitoren das Risiko eines Herzschadens signifikant vermindert. Die tumorsuppressive Wirkung wird über das Tumorsuppressorgen p53 vermittelt, wobei SLC7A11 (*Solute Carrier Family 7 Member 11*), ein Bestandteil des x_c-Systems, runterreguliert wird. Dies tritt nur auf, wenn p53 nicht selbständig Zellzyklus-Arrest, Seneszenz oder Apotose einleiten kann. Zudem wurde aufgezeigt, dass therapieresistente Krebszellen (vor allem mesenchymale und de-differenzierte) empfindlicher gegenüber Ferroptose sind. [27]

3.8. Pyroptose

Die *Pyroptose* zählt zu den lytischen Zelltodtypen, die eine hochentzündliche Reaktion zur Folge haben. Der Mechanismus ähnelt in seiner Morphologie der Apoptose sowie der Nekrose. Somit kann hier von einer programmierten Nekrose gesprochen werden. Pyroptose spielt eine Schlüsselrolle in der Immunabwehr gegen Infektionen. *Inflammasomen* sind für die Initiierung des Signalwegs zuständig. Diese sind zytoplasmatische Sensoren, die nach inflammatorischen Signalen (z.B. nach Aufspüren von Flagellinen), die über PRRs (*pattern-recognition receptors*) kommuniziert werden, eine Immunantwort auslösen. Sie sind aufgebaut aus Sensorproteinen, ASC (*apoptosis-associated speck-like protein containing a caspase-recruitment* domain) und Procaspase-1. Der pyroptotische Mechanismus beginnt mit der Aktivierung von Caspase-1 durch die bereits erwähnten Inflammasomen. Caspase-1 spaltet dann Gasdermin D (GSDMD), das Poren auf der Membran bildet. Zudem werden Interleukine wie IL-18 und IL-1ß aktiviert. Die Zelle schwillt daraufhin an und setzt die proinflammatorischen Komponenten frei. Caspsase-1-gesteuerter Zelltod verhindert die bakterielle Verbreitung einerseits über die Elimination der infizierten Zelle bzw. der Wirtszelle und andererseits über sogenannte PITs (*pore induced intracellular traps*), die das Bakterium in den Makrophagen halten, um diese dann über Efferozytose (gemeinsam mit dem eingeschlossenen Bakterium) der Phagozytose zu unterziehen. [5,22,28,29]

Pyroptose kann zudem indirekt über die Caspasen-11/4 und -5 induziert werden. Diese werden über die direkte Interaktion mit cytosolischen Lipopolysacchariden (LPS), die von gramnegativen Bakterien stammen, aktiviert. Dabei kommt es zu einer Interaktion zwischen den LPS und der CARD (*Caspase recruiting domain*) – Domäne der Caspasen, was zu einer Oligomerisierung und folglicher Aktivierung dieser führt. Ist ein spezifischer Schwellenwert im Cytosol erreicht, wird Pyroptose durch die Spaltung von GSDMD über inflammatorische Caspasen (wie Caspase-1) eingeleitet. Insbesondere Caspase-11 scheint über diesen Weg Pyroptose einzuleiten. [5]

Eine wesentliche Rolle wird der Pyroptose bei HIV-Infektionen zugeschrieben. IFI16 (*Interferon Gamma Inducible Protein 16*) detektiert virale Nukleinsäuren und löst in CD4$^+$ T-Zellen, die mit HIV infiziert sind, Pyroptose aus. So kommt es u.a. zur Immunsuppression des Wirtsorganismus. [30]

3.9. NETose

Die *NETose* wird vor allem von neutrophilen Granulozyten als Schutz vor infektiösen Pathogenen eingesetzt. Bei einer Infektion bauen die Neutrophile sogenannte NETs (*neutrophil extracellular traps*) aus, die vor allem aus chromatin- und histonhältigen Fasern bestehen, um die Pathogene einzufangen und folglich zu eliminieren. [22]

Die Induktion der NETose läuft über ROS, welche hauptsächlich durch NADPH-Oxidase angetrieben werden. Dies führt zur Aktivierung von PAD4 (*peptidyl arginine deiminase 4*), welches das Arginin der Histone citrulliniert und somit eine Dekondensation des nukleären Chromatins einleitet. Spezifische Enzyme wie Elastase und Myeloperoxidase werden dann von den neutrophilen Granula freigesetzt. Diese translozieren zum Zellkern, um dort das Chromatin zu entfalten. Das Chromatin wird daraufhin aus dem Nukleus in das Cytosol freigegeben, wo dieses mit diversen cytosolischen Proteinen bestückt wird. Schließlich löst sich die Zellwand des neutrophilen Granulozyten auf und das NET begibt sich auf seine Reise (s. Abb. 2). [22,31]

Neutrophile Granulozyten werden zu den myeloischen Leukozyten gezählt und machen 50-70% der weißen Blutkörperchen aus. Diese werden im Knochenmark gebildet und nach vollzogener Reifung in die Blutbahn freigegeben. Sie zirkulieren für circa 72 Stunden im Blut und werden dann über Makrophagen im Bereich des Knochenmarks oder in peripheren Geweben phagozytiert. Bei einer Infektion hingegen wandern die Neutrophile zum Ort der Infektion und geben eine erste Immunantwort. Die NETose kommt auch in anderen Immunzellen vor; dazu zählen Eosinophile, Basophile, Monozyten und Makrophagen. [31]

Spezifische Bakterien, wie *Streptococcus pneumoniae* und *Candida albicans*, sind in der Lage den NETs zu entwischen. Der Verlust der mikrobiellen Effektivität kann der sinkenden Protease Aktivität von bakteriziden Enzymen wie Elastase zugeschrieben werden. Weiters können Mikroorganismen durch die Produktion von lytischen Enzymen die NETs zerstören. Zudem ist die Ausbildung von extrazellulären Hüllen, wie etwa Sialinsäure bei *Pseudomonas aeruginosa*, möglich. Die Sialinsäure induziert die Produktion von IL-10, was NETose unterdrückt. HIV-1 stimuliert die Produktion von IL-10 in dendritischen Zellen und kann somit der NETose entfliehen. Auch das Hepatitis B Virus (HBV) entkommt der netotischen Falle über die Unterdrückung der ROS-Produktion. [30,31]

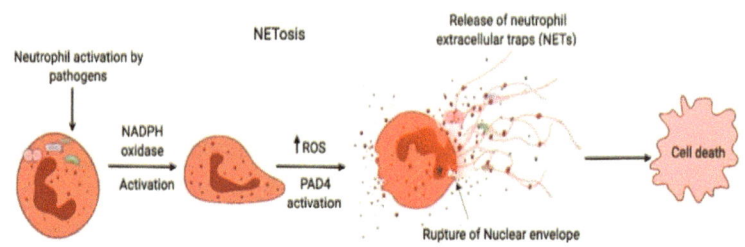

Abbildung 2: Induktion der NETose (Nirmala et al., 2019).

3.10. Nekroptose

Die *Nekroptose* ist charakterisiert durch die Aktivierung von RIPKs (*receptor-interacting protein kinases*) über verschiedene Rezeptoren; dazu zählen die Todesrezeptoren, Toll-like-Rezeptoren und der T-Zell-Rezeptor. Nekroptose wird zu den programmierten Nekrosen gezählt. Der Zelltod endet hier ebenso in einer inflammatorischen Reaktion. [6]

RIPK1 und RIPK3 sind die zwei wichtigsten Exekutoren der Nekroptose. Die Nekroptose kann z.B. über TNFR1 initiiert werden. Dabei wird RIPK3 über Interaktion mit der RHIM (*RIP homotypic interaction motif*) - Domäne sowie über die katalytische Aktivität von RIPK1 aktiviert. Durch Phosphorylierung über RIPK3 wird MLKL (*mixed*

16

lineage kinase domain-like protein) oligomerisiert und folglich aktiviert. MLKL baut sich dann in die Membran ein, um diese zu permeabilisieren. Die Zelle platzt und lässt Nekrose-gleich ihre Komponenten frei. [6]

Die RIPK3-Aktivität ist von zwei Faktoren abhängig: (1) Caspase-8-Inaktivierung sowie (2) RIPK1-Deubiquitinierung. Für die Deubiquitinierung ist eine CYLD-Aktivität notwendig, welche die anti-nekroptotische Aktivität von TRAF2 *(TNF Receptor Associated Factor 2)* unterdrückt. [5]

Die Nekroptose konnte bereits in verschiedenen pathologischen Zuständen nachgewiesen werden. Die Forschung wird dabei vorrangig an Mausmodellen betrieben, wobei Deletionen an Genen des nekroptotischen Signalwegs vorgenommen und Inhibitoren wie Necrostatin-1 eingesetzt werden. Zu den Krankheiten, in denen Nekroptose beobachtet wurde, zählen u.a. Schlaganfall, neurodegenerative Erkrankungen, Myokardinfarkt, Aortenaneurysma, Lungenkrankheiten wie COPD, Pankreatitis, Autoimmunerkrankungen und chronisch-entzündlichen Darmerkrankungen. Zudem erhöht diese in Mausmodellen die Abstoßungsrate eines Nieren- und Herzallograften. [32]

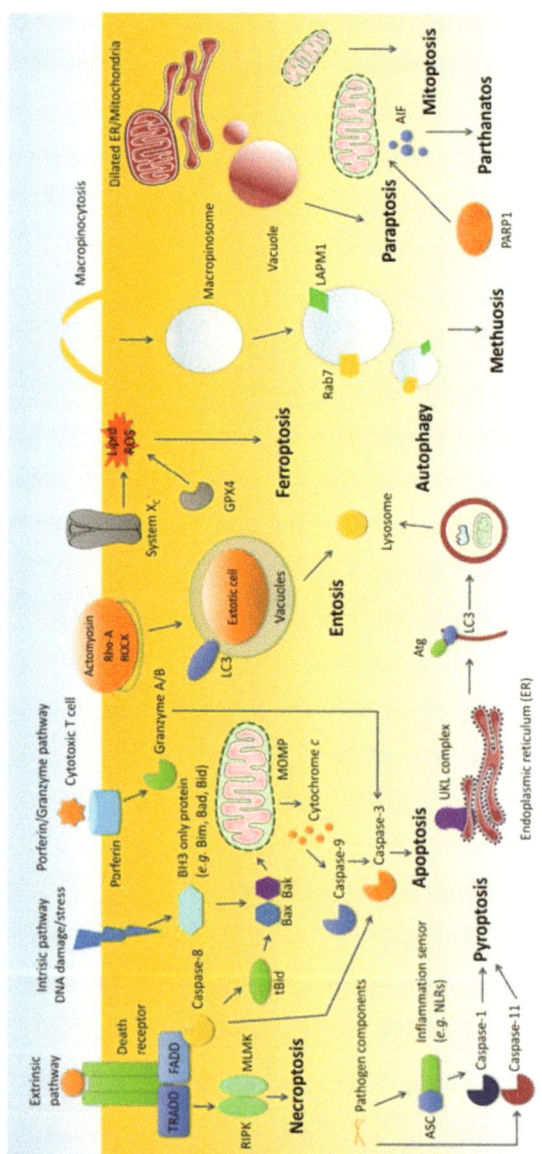

Abbildung 3: Gegenüberstellung der verschiedenen Zelltodtypen (Yan et al., 2020). Apoptose, Autophagie, Entosis, Methuosis, Paraptose, Mitoptosis, Parthanatos, Ferroptose, Pyroptose, Nekroptose. NETose und Anoikis sind in dieser Grafik nicht illustriert. TRADD, TNFR1-associated death domain protein; RIPK, receptor-interacting protein kinase; MLKL (Fehler in der Grafik, hier: MLMK), mixed lineage kinase domain-like protein; NLRs, NOD-like receptors; MOMP, mitochondrial outer membrane permeabilization; LC3, microtubule-associated protein light chain 3; ROCK, Rho associated coiled-coil containing protein kinase; GPX4, glutathione peroxidase 4; ROS, reactive oxygen species; UKL complex, UKL1 in a complex with FIP200, ATG13 and ATG101.

4. Sonderfälle

4.1. Verhornung

Die menschliche Haut ist tagtäglich schädigenden exogenen Faktoren ausgesetzt. Aus diesem Grund ist die äußerste Hautschicht, die sogenannte Epidermis, unabdingbar für unseren Organismus. Um die schützende Wirkung aufrechtzuerhalten, müssen sich die Zellen regelmäßig erneuern und verhornen. Die Verhornung ist eine spezielle Form des programmierten Zelltods und umfasst drei wesentliche Elemente: (1) Den Ersatz intrazellulärer Organellen durch ein proteinhaltiges Cytoskelett, (2) die Vernetzung von Proteinen auf der Zelloberfläche und (3) die Verbindung zu einer multizellulären, funktionalen, aber biologisch toten Struktur. Hierbei werden Zellen gezielt dem programmierten Zelltod unterzogen, um Gewebe aufzubauen; anders als bei der Apoptose, bei der Zellen primär zur Gewebserhaltung eliminiert werden. Die Epidermis besteht aus vier Schichten, die aus Keratinozyten in verschiedenen Stadien ihrer Differenzierung aufgebaut sind. Dazu zählen die Basalschicht (*Stratum basale*), die Stachelzellschicht (*Stratum spinosum*), die Körnerzellenschicht (*Stratum granulosum*) und die Hornschicht (*Stratum corneum*). Die Zellen der Basalschicht sind über Hemidesmosomen mit der Basalmembran verbunden. Sie sind in der Lage zu proliferieren und sich Richtung Hautoberfläche zu bewegen. Zellen der Stachelzellschicht proliferieren hingegen nicht mehr. Diese exprimieren die Differenzierungs-spezifischen Marker Keratin K1 und K10 sowie Caspase-14. In der Körnerzellschicht kommt es zur Ausbildung eines EDC (*Epidermal differentiation complex*), welcher Proteine wie Involucrin, Loricrin und Profilaggrin generiert. Diese Proteine aggregieren zu Keratinhyalingranula. Zudem werden Lipide produziert und in sogenannten Lamellarkörperchen verstaut. Der Übergang von der Körnerzellschicht zur Hornschicht ist fließend: Caspase-14 wird am Übergang aktiviert und trägt zum Abbau von Filaggrin bei. Die Vernetzung von Keratinen und Proteinen läuft über Transglutaminasen ab. Durch die Vernetzung entsteht eine Hornschicht (*cornified envelope*). Lipide werden aus den Lamellarkörperchen freigesetzt und bilden daraufhin eine wasserabweisende Schicht über der Hornschicht aus. Die Keratinozyten werden mit jedem Schritt flacher und verlieren im Prozess der Verhornung ihre Organellen. Sie sterben ab. Ab diesem Zeitpunkt werden die Keratinozyten als Korneozyten bezeichnet und verkörpern nun die Zellen der Hornschicht. Schlussendlich werden die

Korneozyten über Desquamation abgestoßen. Der molekulare Mechanismus, der den Zelltod der Keratinozyten koordiniert, ist bis heute nicht vollständig verstanden. [33,34]

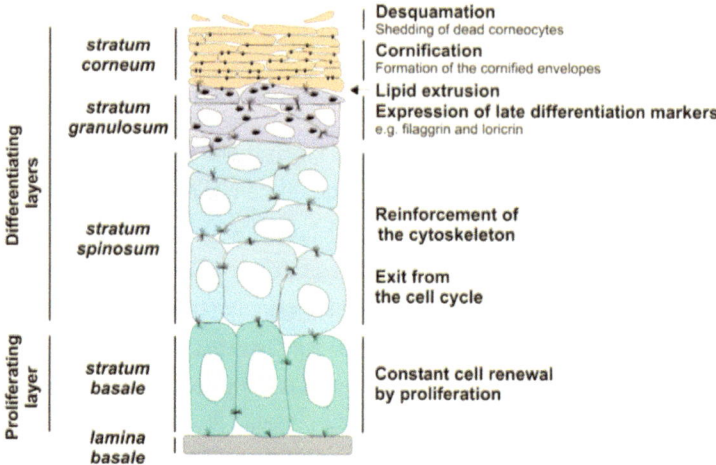

Abbildung 4: Die Struktur der Epidermis und Phasen der Keratinozyten-Differenzierung (Denecker et al., 2008).

4.2. Immunogenic cell death (ICD)

Unter spezifischen Bedingungen kann ein stressinduzierter Zelltod eine entzündliche Reaktion zur Folge haben, die mit der Aktivierung einer durch zytotoxische T-Lymphozyten-gesteuerten Immunität und der Ausbildung eines immunologischen Langzeitgedächtnisses einhergehen kann. Diese besondere Form des programmierten Zelltods wird als *Immunogenic cell death* (ICD) bezeichnet. Zu den Stressoren, die einen ICD auslösen können, zählen u.a. Krankheitserreger, darunter diverse Bakterien- und Virenarten, onkolytische Viren, diverse Moleküle mit onkolytischen Eigenschaften, konventionelle Chemotherapeutika (z.B. Oxaliplatin und Doxorubicin), epigenetische Modifikatoren wie DNA-Methyltransferase, Tyrosinkinase-Inhibitoren und monoklonale Antikörper wie Cetuximab, spezifische Chemikalien wie Antibiotika sowie exogene Faktoren wie ionisierende Strahlung und Hyperthermie.

20

Diese Stressoren sind in der Lage die Freisetzung von DAMPs (*Damage associated molecular patterns;* auch Alarmine genannt) zu stimulieren. DAMPs werden aus den sterbenden Zellen unter Einfluss eines Stressors freigesetzt. Diese werden dann von PRRs, die über angeborene und adaptive Komponenten des Immunsystems exprimiert werden, erkannt und lösen durch ein Warnsignal eine Immunantwort aus. Daraus geht die Bildung eines immunologischen Gedächtnisses gegen diesen spezifischen Stressor hervor. Dies lässt sich gut am Beispiel der Chemotherapeutika veranschaulichen: Eine Tumorzelle wird nach Einwirkung eines spezifischen Zytostatikums dem Zelltod unterzogen und lässt folglich DAMPs frei. Diese werden wiederum von PRRs erkannt und lösen schlussendlich eine tumorspezifische Immunantwort aus. Somit werden die Krebszellen sowohl über eine gezielte Ausschaltung durch ein Chemotherapeutikum als auch über die geschaffene antitumorale Immunität eliminiert. Zwei Faktoren sind für die Aktivierung der adaptiven Immunität über den programmierten Zelltod unerlässlich: Antigenität und Adjuvantizität. [5,35,36]

5. Programmierter Zelltod in Pflanzen

Der programmierte Zelltod spielt auch in Pflanzen eine wichtige Rolle; primär bei der Entwicklung und als Schutz vor pathogenen Eindringlingen. Er ist an der Entstehung des vaskulären Systems sowie an der Alterung von Blättern und Blüten beteiligt. Die am besten erforschte Form ist die sogenannte *Hypersensitive Reaktion* (HR für *hypersensitivity response*). Diese kann in allen höheren Pflanzen beobachtet werden. Dabei kommt es nach Eindringen eines Pathogens zu einem lokalisierten Zelltod, um die Verbreitung dessen zu vermeiden (s. Abb. 5). Somit kann von einer pflanzlichen Immunantwort gesprochen werden. HR wird u.a. über die R-Gen-Familie reguliert (analog zum tierischen Toll-like-Rezeptor) und soll mit einer Cysteinprotease-Aktivität zusammenhängen. Diese kann mittels Cystatin inhibiert werden. Obwohl der pflanzliche Zelltod auch über Caspase-Inhibitoren unterbunden werden kann, wurden bisher keine Caspase-Homologe im Pflanzengenom gefunden. Jedoch konnten sogenannte *Metacaspasen* nachgewiesen werden, deren Rolle im HR-Prozess noch unklar ist. Morphologisch ist die HR gekennzeichnet durch geschrumpftes Cytoplasma, mitochondriale Schwellung, Chromatinkondensation, Chloroplast- und

Plasmamembranzerrüttung sowie Vakuolisierung. Somit ähnelt sie sowohl der Apoptose als auch der Nekrose. Eine bekannte Hypothese zum pflanzlichen Zelltod stellt die Gen-für-Gen-Hypothese (*gen-for-gen relationship*) dar. Diese besagt, dass wenn eine Pflanze ein entsprechendes dominantes Resistenzgen (R-Gen) zu dem dominanten Avirulenzgen (Avr-Gen) des Pathogens besitzt, ist diese in der Lage, eine Resistenz gegen den Krankheitserreger zu entwickeln. Allerdings sind die genauen Mechanismen der hypersensitiven Reaktion bis heute nicht vollständig erforscht und erfordern weitere Aufmerksamkeit. [4,37,38]

6. Conclusio

Der Zelltod wurde ursprünglich in drei Gruppen unterteilt: (1) Typ 1 Zelltod: Apoptose, (2) Typ 2 Zelltod: Autophagie und (3) Typ 3 Zelltod: Nekrose. Jedoch wurden in den letzten Jahren weitere Zelltodtypen erforscht, die sich in ihren Stimuli, im molekularen Mechanismus und ihrer Morphologie unterschieden und dennoch überlappende Signalwege aufwiesen. Diese konnten nicht in die ursprüngliche Klassifizierung aufgenommen werden. [6] Somit mussten neue Klassifizierungssysteme erstellt werden. Schlussendlich kann man jedoch behaupten, dass noch keine einheitliche und klare Klassifizierung geschaffen werden konnte. Diese unterscheiden sich von Publikation zu Publikation. Aus diesem Grund hat die vorliegende Arbeit versucht, sich an einer einfachen Klassifizierung des programmierten Zelltods zu halten; mit Unterteilung in: Apoptotischer Zelltod, Nicht-apoptotischer Zelltod und zwei Sonderfällen, die nicht klar zuzuordnen sind.

Zusammengefasst kann man sagen, dass die verschiedenen Typen des programmierten Zelltods nicht als individuelle Formen verstanden werden sollen, sondern vielmehr als ein großes Ganzes (wie aus Abb. 3 abzuleiten). Viele der Signalwege sind noch nicht vollständig erforscht, erfreuen sich aber zunehmend der Aufmerksamkeit von Forschern.

Literaturverzeichnis

1. Heinrich P.C, Koch H.G., Brix J. (2014) Apoptose – Der programmierte Zelltod. In P.C. Heinrich, M. Müller, L. Graeve (Hrsg.), Löffler/Petrides Biochemie und Pathobiochemie, Springer Verlag, Berlin, Heidelberg, S. 633-637

2. Müller-Esterl W. (2011) Zellzyklus und programmierter Zelltod. In Müller-Esterl W., Brandt U., Anderka O., Kerscher S., Voelcker G., Greiner I (Hrsg.), Biochemie – Eine Einführung für Mediziner und Naturwissenschaftler, 2.Auflage, Spektrum Akademischer Verlag, Heidelberg, S. 483-492

3. Liu X, Yang W., Guan Z., Yu W., Bin F., Xu N., Liao D.J. (2018). There are only four basic modes of cell death, although there are many ad-hoc variants adapted to different situations. Cell Biosci. 8:6 https://doi.org/10.1186/s13578-018-0206-6

4. Ameisen J.C. (2002). On the origin, evolution, and nature of programmed cell death: a timeline of four billion years. Nature Publishing Group, 9, 367-393

5. Galluzzi L., Vitale I. et al. (2018). Molecular mechanisms of cell death: recommendations of the Nomenclature Committee on Cell Death 2018. Cell Death & Differentiation (2018) 25:486–541 https://doi.org/10.1038/s41418-017-0012-4

6. Yan G., Elbadawi M., Efferth T. (2020). Multiple cell death modalities and their key features (Review). World Academy of Sciences Journal, 2:39-48 DOI: 10.3892/wasj.2020.40

7. Goldschneider, D., Mehlen, P. (2010). Dependence receptors: a new paradigm in cell signaling and cancer therapy. Oncogene 29, 1865–1882. https://doi.org/10.1038/onc.2010.13

8. Verbrugge I., Johnstone R.W., Smyth M.J. (2010). SnapShot: Extrinsic Apoptosis Pathways. Cell 143, December 23, 2010, Elsevier Inc. DOI 10.1016/j.cell.2010.12.004

9. Podolsky J. (2012) Untersuchungen zur Interaktion des Adenoviralen Proteins E3-14.7K und der Initiatorcaspase-8, Inaugural-Dissertation, Fakultät der Medizin, Universität Regensburg

10. Goldar, S., Khaniani, M. S., Derakhshan, S. M., & Baradaran, B. (2015). Molecular Mechanisms of Apoptosis and Roles in Cancer Development and Treatment. Asian Pacific Journal of Cancer Prevention, 16(6), 2129–2144. https://doi.org/10.7314/apjcp.2015.16.6.2129

11. Zeping Han, Jiening Liang, Yuguang Li, Jinhua He. (2019) "Drugs and Clinical Approaches Targeting the Antiapoptotic Protein: A Review", BioMed Research International, vol. 2019, Article ID 1212369, 6 pages, 2019. https://doi.org/10.1155/2019/1212369

12. Malagobadan, S. (2019). Anoikis. In Encyclopedia of Cancer (pp. 75–84). https://doi.org/10.1016/B978-0-12-801238-3.65021-3

13. Hiltwein F., Grill J., Longerich T., Wolf E., Schneider M.R., Kolligs F.T. (2011) Verlust von E-Cadherin führt zur Beschleunigung der Hepatokarzinogenese im Mausmodell. Z Gasteroenterol 2011; 49-P309. DOI: 10.1055/s-0031-1285580

14. Rajeshwary Ghosh, J. Scott Pattison (2018) "Macroautophagy and Chaperone-Mediated Autophagy in Heart Failure: The Known and the Unknown", *Oxidative Medicine and Cellular Longevity*, vol. 2018, Article ID 8602041, 22 pages. https://doi.org/10.1155/2018/8602041

15. Wong, S.Q., Kumar, A.V., Mills, J. *et al.* (2020). Autophagy in aging and longevity. *Hum Genet* 139, 277–290. https://doi.org/10.1007/s00439-019-02031-7

16. Kiriyama Y, Nochi H. (2020) The Function of Autophagy in Neurodegenerative Diseases. *International Journal of Molecular Sciences.* 16(11):26797-26812. https://doi.org/10.3390/ijms161125990

17. Nishimura, T., Tooze, S.A. (2020). Emerging roles of ATG proteins and membrane lipids in autophagosome formation. *Cell Discov* 6, 32. https://doi.org/10.1038/s41421-020-0161-3

18. Schmuck S. (2020). Microautophagy – distinct molecular mechanisms handle cargoes of many sizes. *J Cell Sci* 1 September 2020; 133 (17): jcs246322. doi: https://doi.org/10.1242/jcs.246322

19. Kaushik, S., Cuervo, A.M. (2018). The coming of age of chaperone-mediated autophagy. *Nat Rev Mol Cell Biol* 19, 365–381. https://doi.org/10.1038/s41580-018-0001-6

20. Mlynarczuk-Bialy, I., Dziuba, I., Sarnecka, A., Platos, E., Kowalczyk, M., Pels, K. K., Wilczynski, G. M., Wojcik, C., & Bialy, L. P. (2020). Entosis: From Cell Biology to Clinical Cancer Pathology. *Cancers,* *12*(9), 2481. https://doi.org/10.3390/cancers12092481

21. Le Bot, N. (2007). Entosis: cell death by invasion. *Nat Cell Biol* 9, 1346. https://doi.org/10.1038/ncb1207-1346

22. Nirmala, J.G., Lopus, M. (2020). Cell death mechanisms in eukaryotes. *Cell Biol Toxicol* 36, 145–164. https://doi.org/10.1007/s10565-019-09496-2

23. Fontana F., Raimondi M., Marzagalli M., Di Domizio A., Limonta P. (2020). The emerging role of paraptosis in tumor cell biology: Perspectives for cancer prevention and therapy with natural components. Reviews on Cancer, Volume 1873, Issue 2. https://doi.org/10.1016/j.bbcan.2020.188338

24. Lyamzaev, K.G., Knorre, D.A. & Chernyak, B.V. (2020) Mitoptosis, Twenty Years After. *Biochemistry Moscow* 85, 1484–1498. https://doi.org/10.1134/S0006297920120020

25. Wang X., Ge P. (2020) Parthanatos in the pathogenesis of nervous system diseases. Neuroscience, Volume 449, Pages 241-250. https://doi.org/10.1016/j.neuroscience.2020.09.049

26. Virag L., Robaszkiewicz A., Rodriguez-Vargas J.M., Oliver F.J. (2013). Poly(ADP-ribose) signaling in cell death. Molecular aspects of Medicine, Volume 34, Issue 6, December 2013, Pages 1153-1167. https://doi.org/10.1016/j.mam.2013.01.007

27. Zhao, Y., Li, Y., Zhang, R., Wang, F., Wang, T., & Jiao, Y. (2020). The Role of Erastin in Ferroptosis and Its Prospects in Cancer Therapy. *OncoTargets and therapy, 13*, 5429–5441. https://doi.org/10.2147/OTT.S254995

28. Kovacs, S. B., & Miao, E. A. (2017). Gasdermins: Effectors of Pyroptosis. *Trends in cell biology, 27*(9), 673–684. https://doi.org/10.1016/j.tcb.2017.05.005

29. Fang, Y., Tian, S., Pan, Y., Li, W., Wang, Q., Tang, Y., Yu, T., Wu, X., Shi, Y., Ma, P., & Shu, Y. (2020). Pyroptosis: A new frontier in cancer. *Biomedicine & pharmacotherapy = Biomedecine & pharmacotherapie, 121*, 109595. https://doi.org/10.1016/j.biopha.2019.109595

30. Jorgensen, I., Rayamajhi, M. & Miao, E. (2017) Programmed cell death as a defence against infection. *Nat Rev Immunol* 17, 151–164. https://doi.org/10.1038/nri.2016.147

31. Vorobjeva, N.V., Chernyak, B.V. NETosis: Molecular Mechanisms, Role in Physiology and Pathology. *Biochemistry Moscow* 85, 1178–1190 (2020). https://doi.org/10.1134/S0006297920100065

32. Khoury, M. K., Gupta, K., Franco, S. R., & Liu, B. (2020). Necroptosis in the Pathophysiology of Disease. *The American journal of pathology, 190*(2), 272–285. https://doi.org/10.1016/j.ajpath.2019.10.012

33. Eckhart, L., Lippens, S., Tschachler, E., & Declercq, W. (2013). Cell death by cornification. *Biochimica et biophysica acta, 1833*(12), 3471–3480. https://doi.org/10.1016/j.bbamcr.2013.06.010

34. Denecker, G., Ovaere, P., Vandenabeele, P., & Declercq, W. (2008). Caspase-14 reveals its secrets. *The Journal of cell biology, 180*(3), 451–458. https://doi.org/10.1083/jcb.200709098

35. Galluzzi, L., Vitale, I., Warren, S., Adjemian, S., Agostinis, P., Martinez, A. B., Chan, T. A., Coukos, G., Demaria, S., Deutsch, E., Draganov, D., Edelson, R. L., Formenti, S. C., Fucikova, J., Gabriele, L., Gaipl, U. S., Gameiro, S. R., Garg, A. D., Golden, E., Han, J., … Marincola, F. M. (2020). Consensus guidelines for the definition, detection and interpretation of immunogenic cell death. *Journal for immunotherapy of cancer, 8*(1), e000337. https://doi.org/10.1136/jitc-2019-000337

36. Ahmed, A. and Tait, S.W. (2020), Targeting immunogenic cell death in cancer. Mol. Oncol., 14: 2994-3006. https://doi.org/10.1002/1878-0261.12851

37. Balint-Kurti P. (2019). The plant hypersensitive response: concepts, control and consequences. *Molecular plant pathology*, *20*(8), 1163–1178. https://doi.org/10.1111/mpp.12821

38. Salguero-Linares, J., & Coll, N. S. (2019). Plant proteases in the control of the hypersensitive response. *Journal of experimental botany*, *70*(7), 2087–2095. https://doi.org/10.1093/jxb/erz030

Abbildungsverzeichnis

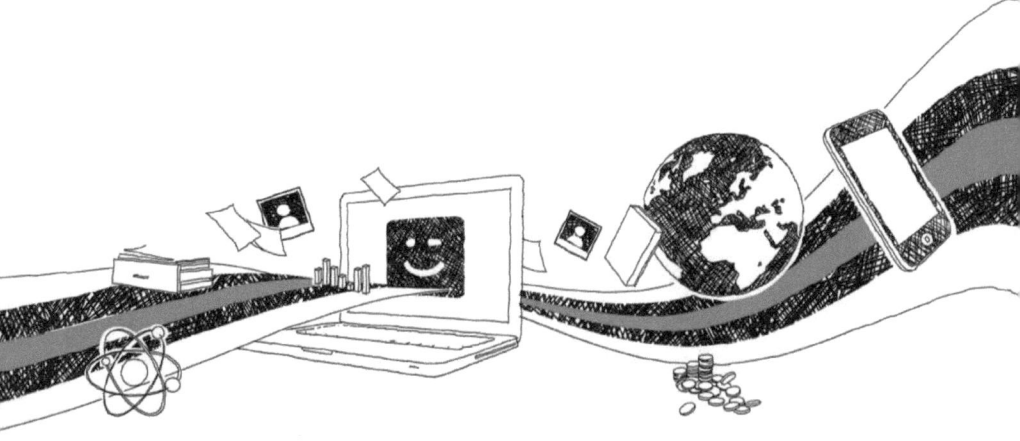
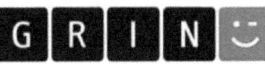